Te $\frac{97}{250}$

# NOTES

SUR

# LA GRAVELLE,

## LA GOUTTE ET LE RHUMATISME.

*Par Durand.*

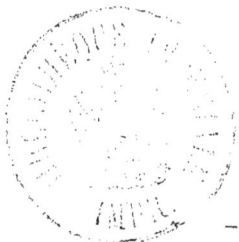

BESANÇON,

IMPRIMERIE ET LITHOGRAPHIE DE J. JACQUIN,

Grande-Rue, 14, à la Vieille-Intendance.

—

1867.

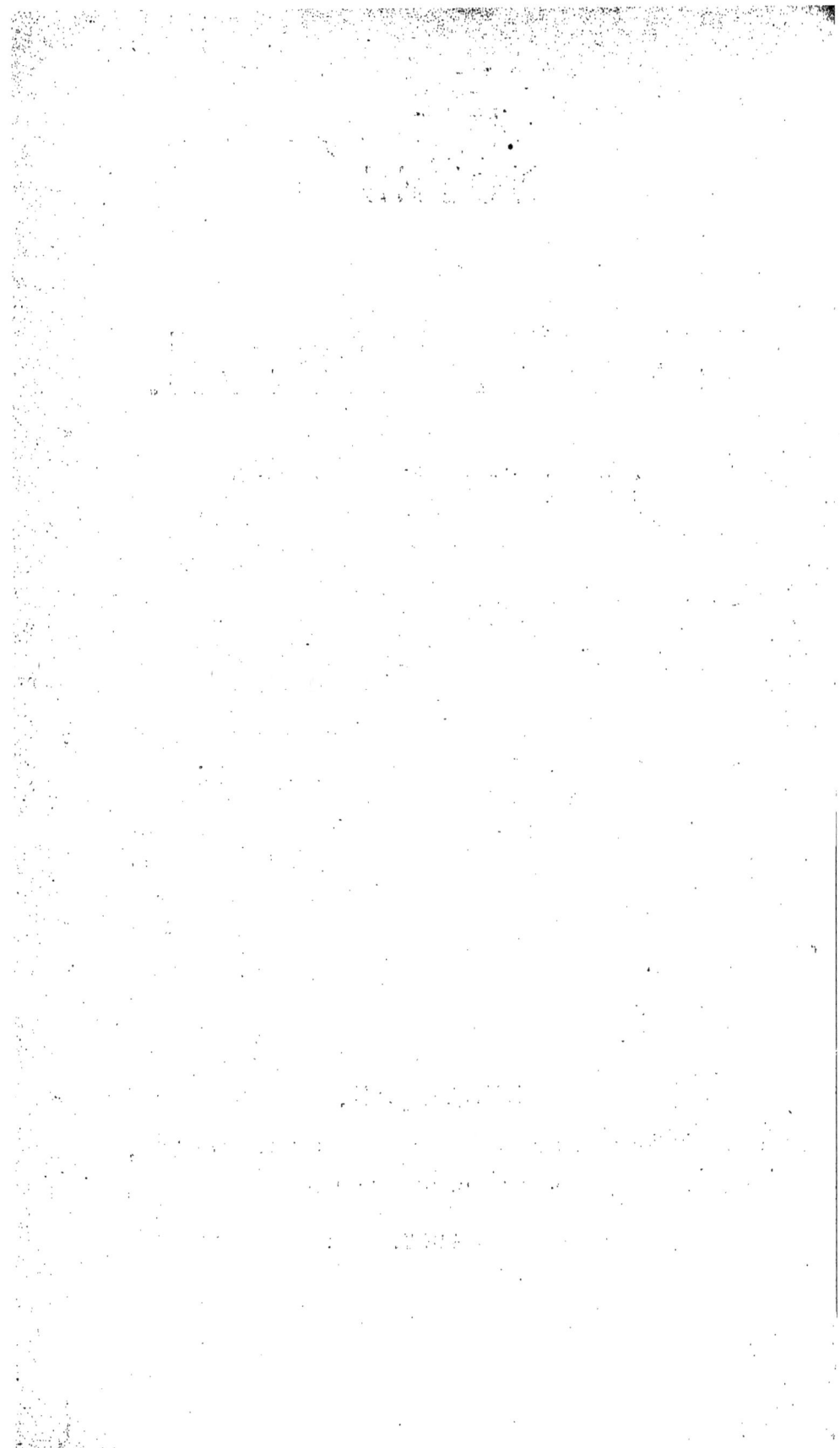

# NOTES

## SUR

# LA GRAVELLE,

### LA GOUTTE ET LE RHUMATISME.

Le dépôt formé par l'urine soit dans les reins, soit dans la vessie, se présente sous la forme d'une poudre très fine. Parmi les corps constituants de l'urine, se trouve le mucus. Si on examine de l'urine placée entre l'œil et la lumière, on y aperçoit un léger nuage de mucus suspendu dans le liquide à des hauteurs différentes ; par la filtration au travers du papier, le mucus restera à la surface du filtre sous forme d'une couche très mince semblable à un vernis. C'est ce mucus, analogue à du blanc d'œuf, qui fait adhérer les uns aux autres, pour former des graviers, les grains de poudre très fins qui composent les dépôts urinaires. Une fois un gravier formé, il augmente de volume par l'addition successive des couches sablonneuses fixées par le mucus.

Quand un gravier est arrivé à une certaine grosseur, il prend le nom de calcul ou de pierre.

La propriété essentielle de l'*Ethérolé de genièvre* est de dissoudre le mucus qui réunit entre eux les grains de sable dont sont formés les graviers. Si dans un flacon contenant cet *Ethérolé* on place un gravier, celui-ci se désagrège : le mucus étant dissous, le sable très fin, devenu libre, se trouve au fond du flacon.

Le mucus et le sable se réunissant ne donnent pas toujours naissance à des calculs ; il arrive souvent que les parois internes de la vessie se trouvent tapissées de cette espèce de mortier ; les contractions de la vessie lors de l'émission de l'urine se font incomplétement ; de là la nécessité d'uriner souvent.

Nous avons dit que l'*Ethérolé* désagrégeait les graviers. En effet, après avoir fait usage pendant quelques jours de cette préparation, le malade peut voir en suspension dans l'urine un nuage assez souvent semblable à une toile d'araignée ; c'est le mucus, et la poussière sédimenteuse qui est au fond du vase est la poudre des graviers ou du calcul.

Maintenant, que faut-il faire pour guérir la gravelle, pour empêcher l'urine de déposer des urates, des phosphates, des sels de chaux et de magnésie, etc., etc. ?

Il faut priver l'urine de ces sels. En s'adressant aux végétaux et à l'eau, on comprend que les reins n'auront pas grand'peine à éliminer les matières salines en excès. Aussi les prisonniers, les indigents, n'ont-ils pas la gravelle.

Que le lendemain d'un repas succulent arrosé de vins généreux, l'urine dépose un sédiment rouge, ce n'est pas un grand mal ; la nature est là pour maintenir l'équilibre, conserver ce qui est nécessaire et éliminer le superflu.

Mais il arrive que, soit par l'âge, soit par faiblesse

d'organes, soit par fatigue et lassitude des reins, le fonctionnement n'est plus régulier; les sels en excès, au lieu d'être éliminés, se maintiennent en partie dans les reins, leur agrégation finit par composer un gravier dont la grosseur ou la disposition angulaire obstrue le canal qui unit les reins à la vessie, et donne lieu à une colique (colique néphrétique), qui ne cesse que lorsque l'effort de progression est devenu assez énergique pour déplacer le gravier et le transporter dans la vessie.

D'autre part, une partie des sels concourant à la production de ces concrétions urinaires circule avec le sang dans l'ensemble des organes, et finit par se fixer dans les endroits où la circulation, moins active ou brisée dans son parcours, facilite leur dépôt; c'est ainsi que ce temps d'arrêt s'opère dans les articulations, dont les mouvements ne tardent pas à être ankylosés : c'est l'affection qui constitue *la goutte*.

Le dépôt d'un sédiment foncé ou couleur de brique, à la suite du refroidissement de l'urine, accompagne si constamment tous les symptômes actifs de la goutte, que sa connexion avec ces mêmes symptômes est fortement gravée dans l'esprit du malade, qui donne alors à cette urine le nom de *goutteuse*. Un précipité abondant de mucosités suit invariablement la présence de ces sédiments, se mêle en partie avec eux, et produit en partie des couches distinctes au-dessus d'eux.

Avant qu'ils n'empruntassent quelques secours de la chimie, les praticiens avaient remarqué déjà qu'il existe une analogie frappante entre la goutte et certaines affections du système urinaire. Les calculs qui se forment dans les différentes parties de ce système, comparés aux concrétions qui se déposent sur les articulations des goutteux, n'étaient pas encore la partie la plus frappante de ces analogies. Ils voyaient dans les accès de goutte les urines s'altérer : elles se chargent en effet d'un sédiment rouge, briqueté, quelquefois si abondant qu'il donne aux urines une consistance presque boueuse. Les médecins remarquaient, en outre, que la gravelle est un accident très fréquent chez les goutteux ; que souvent un accès de gravelle succède à une attaque de goutte, qu'un goutteux a fréquemment la pierre ; que ces affections différentes alternent les unes avec les autres dans le renouvellement des générations ; qu'ainsi les enfants d'un homme qui a la goutte sont sujets à avoir la gravelle et à devenir calculeux, et que les enfants d'un homme qui a eu la gravelle ou la pierre sont sujets aux maladies goutteuses.

L'estomac est le milieu dans lequel la goutte est créée. Un excès de nourriture qui outrepasse les forces de l'assimilation naturelle et qui procure une quantité de sang plus grande que celle qui est nécessaire aux besoins du corps, tel est le fondement matériel de la maladie. Dans les exemples d'attaques soudaines et inattendues, au moment où le malade se considère comme jouissant de la meilleure santé possible, on le voit communément poursuivre son genre de vie peu réglé, d'où naît un état de réplétion qui, insidieusement, se change en un accès de goutte. La pesanteur spécifique plus grande de l'urine, provenant de l'augmentation de ses principes, phénomène constant pendant un paroxysme, paraît être une preuve certaine que les vaisseaux sont surchargés d'un sang qui pèche par sa quantité et aussi par sa qualité. On a remarqué aussi que, pendant le paroxysme, il y a, par comparaison avec l'état de santé, une sécrétion extraordinaire de l'urine et de tous les autres principes salins de l'urine. Il arrive un moment où la sécrétion urinaire, devenue insuffisante pour l'élimination de tout l'azote importé dans le corps par une nourriture démesurée, le laisse déposer sous forme d'acide urique et suscite l'imminence des affections goutteuse et calculeuse. Voici les faits qui ont servi à étayer cette théorie chimique de la goutte. L'acidité très forte de l'urine, l'augmentation de la quantité normale d'acide urique ou d'urates dans ce liquide, la fréquence de la gravelle d'acide urique, la présence insolite ou accrue de ce produit dans le sang des goutteux, conduisent à penser que la cause probable de la diathèse goutteuse est précisément l'excès d'acide urique dans les liquides de l'organisme. Cette étiologie de la goutte a déjà été signalée en 1787 par Murray et Forbes, en 1805 par Parkinson, et en 1810 par Wollaston.

Certains excès sont placés, par tous les auteurs, au rang des causes de la goutte. Ils sont le sujet de vers latins et grecs et d'une foule de citations qui consacrent l'influence funeste de Vénus et de Bacchus sur le développement de la maladie. Sans attaquer une aussi vieille croyance, je dirai seulement que ces excès n'agissent que comme cause débilitante.

Enfin, la diminution de la transpiration cutanée, admise par un grand nombre de médecins comme occasionnelle de la maladie, quoiqu'elle n'ait été

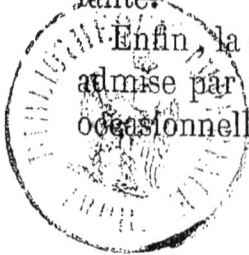

démontrée par aucune expérience rigoureuse, mérite qu'on en tienne compte.

Il est souvent difficile de démêler la part d'influence qui revient à chacune des causes qui viennent d'être énumérées. La dyspepsie, par exemple, qui est souvent déterminée par une alimentation excessive, peut également se produire sous l'influence du défaut d'exercice musculaire. La goutte et la gravelle attaquent rarement les individus livrés aux travaux corporels, ainsi que ceux qui se nourrissent presque exclusivement d'aliments tirés du règne végétal. On sait, en effet, que la goutte et la gravelle sont rares chez les habitants des campagnes, qui fatiguent beaucoup et mangent peu de viande ; tandis qu'elles sont, au contraire, fréquentes chez les gens qui abusent des mets fortement épicés et qui ont pour habitude de prendre une quantité d'aliments bien supérieure à celle qui leur est nécessaire.

Ce dernier fait s'explique aisément, si l'on remarque que la trop grande abondance d'aliments, principalement lorsqu'ils sont riches en azote, contribue à produire un excès d'acide urique ; et l'on connaît l'influence de cet excès sur le développement de la goutte et de la gravelle.

Ce n'est pas seulement la trop grande abondance des aliments, mais encore la manière dont s'effectue leur assimilation, qu'il faut considérer ici : toutes choses égales d'ailleurs, la goutte a plus de tendance à se produire lorsque les fonctions digestives s'accomplissent mal.

Il importe de déterminer les caractères de cette dyspepsie, qui, à la longue, fait naître la diathèse goutteuse et provoque par la suite le développement des manifestations locales de la goutte. Plusieurs formes de dyspepsie atonique, qui entravent seulement la formation du chyme, et qui, par suite, n'ont d'autre effet que d'affaiblir le mouvement de la nutrition, ont sous ce rapport peu d'influence, tandis que les variétés de dyspepsie qui aboutissent à la formation d'un accès d'acide urique dans l'organisme, ont, au contraire, une grande tendance à produire la goutte.

L'observation clinique a fait reconnaître que dans certaines dyspepsies, la formation d'acide urique reste au-dessous du taux normal, tandis que, dans d'autres, elle est au contraire excessive. C'est seulement dans les cas du dernier genre qu'on peut s'attendre à voir naître la goutte et la gravelle. Le ralentissement du cours du sang dans la veine porte et la congestion hépatique sont des accompagnements fréquents de cette forme de dyspepsie qui précède la goutte.

Chez les sujets goutteux, principalement lorsqu'il s'est déjà produit plusieurs accès, il n'est plus guère possible de reconnaître les caractères de l'état dyspepsique qui a marqué le début de la maladie. En effet, si la formation d'un excès d'acide urique est une des conséquences d'une assimilation imparfaite, réciproquement, la présence dans le sang d'un excès d'acide urique peut donner naissance à une dyspepsie secondaire, et provoquer ainsi les symptômes gastriques prémonitoires des accès si communément observés chez les goutteux.

Voici, en résumé, quels sont les caractères les plus importants de l'état dyspeptique lié à la diathèse urique. Il y a de la cardialgie, des éructations, des oppressions et souvent de la somnolence après le repas. On éprouve un sentiment de plénitude à l'épigastre, et quelquefois, en outre, cette région est douloureuse; la région hépatique est quelque peu tuméfiée; le bord du foie s'abaisse au-dessous des côtes et se montre sensible à la pression. La langue est chargée, rouge à la pointe et sur les bords; en même temps, la bouche est amère et pâteuse, la salive paraît souvent plus visqueuse que dans l'état normal. Il y a habituellement de la constipation; les matières fécales sont dures; elles présentent une coloration tantôt très foncée, tantôt grisâtre et comme argileuse; cette dernière circonstance indique une insuffisance de la sécrétion biliaire. L'urine est rare, haute en couleur, très acide; par le refroidissement, il s'y forme un dépôt abondant d'urates ou un sédiment composé d'acide urique cristallisé, et dont la coloration varie du rouge brique au jaune pâle.

Il est admis aujourd'hui : 1° que la goutte est une maladie non-seulement nuisible à la constitution, mais, en outre, destructive de l'organisation des tissus particuliers qu'elle affecte, ce qui ne tend à rien moins qu'à raccourcir la vie et à la rendre misérable; 2° qu'elle peut être influencée par l'art d'une manière utile et complète, ainsi que toute autre maladie dangereuse; 3° que l'accès peut être immédiatement soulagé dans ses nombreux symptômes, et matériellement diminué pour sa durée; 4° qu'enfin la plupart de ses conséquences naturelles funestes peuvent être prévenues avec du temps et des soins, et par des moyens qui, en détruisant la maladie, tendent en même temps à rétablir la constitution.

Le traitement *hygiénique* auquel elle cède le
mieux est celui qui repose sur les indications sui-
vantes : 1° diminuer la quantité de substances ali-
mentaires azotées ; 2° éviter la réplétion trop grande
de l'estomac ; 3° assurer l'accomplissement régulier
des fonctions digestives et entretenir la liberté du
ventre ; 4° exciter l'activité fonctionnelle de la peau ;
5° favoriser l'écoulement des produits azotés qui se
forment dans les reins. Tous les médecins, et les
goutteux eux-mêmes, s'accordent à reconnaître l'ef-
ficacité d'un pareil régime, lorsqu'il est suivi avec
rigueur et persévérance pendant longtemps, quelquefois durant la vie entière.

Je me borne à indiquer cette influence heureuse
et incontestée de la diététique, parce qu'elle sert à
établir qu'un ensemble de modificateurs généraux
est nécessaire pour combattre la diathèse goutteuse.

Comme règle générale, les goutteux et les graveleux pourront se soumettre au régime suivant : Nourriture peu substantielle et boisson étendue d'eau.
— Aux repas, prendre une certaine quantité d'aliments féculents et herbacés. — Eviter de se nour-
rir, dans un même repas, de viande, d'œufs, de pois-
son, qui se trouvent réunis sur la même table. —
Choisir un ou deux de ces mets pour y joindre une
proportion de légumes, comme pommes de terre,
carottes, salsifis, épinards, laitue, chicorée, bette-
rave. — L'oseille est complétement prohibée ainsi
que la tomate. — Les asperges doivent être man-
gées en petite quantité ; elles ne sont point diuré-
tiques, elles congestionnent les reins, raréfient
l'urine et lui donnent une odeur forte. — La boisson
habituelle doit être l'eau rougie avec un tiers de vin.

— Café étendu d'eau. — Le vin pur sera pris exceptionnellement et en petite quantité. — Jamais d'eau-de-vie ni de liqueurs.

A ce régime alimentaire, on joindra l'habitation dans un lieu sec et bien aéré ; on devra porter sur la peau des vêtements de flanelle, et se mettre à l'abri des vicissitudes atmosphériques et surtout de l'humidité.

Dans l'intervalle des accès, c'est d'après l'analyse de l'urine que l'on reconnaît la composition chimique des matières salines qui existent dans le sang (attendu qu'une faible quantité de ces matières est toujours éliminée par les voies urinaires), et que le malade doit faire usage de préparations capables de rendre solubles, en se combinant avec eux, les sels insolubles contenus dans le sang.

L'affection dite goutteuse présente douze variétés, et ce n'est que par l'analyse de l'urine et des dépôts urinaires que l'on peut être fixé sur l'espèce de goutte que l'on a à traiter. Aussi les médicaments spéciaux, les eaux minérales naturelles, ne réussissent-ils que par l'effet du hasard ; les eaux minérales alcalines ont été préconisées, parce que, par leur emploi, on a combattu souvent avec succès une des variétés les plus communes de la goutte, celle occasionnée par l'acide urique et les urates. Cent goutteux représentent cent maladies différentes, qui exigent cent traitements différents ; il en est de même, d'ailleurs, pour toutes les maladies.

L'arthrite rhumatoïde (*arthrite rhumatismale chronique, rhumatisme goutteux, rhumatisme noueux, arthrite sèche*) est une maladie articulaire qui n'occupe point tout d'abord le gros orteil, mais bien d'autres jointures ; qui, à mesure qu'elle progresse, se distingue autant de la goutte que du rhumatisme, et qui, par conséquent, doit être désignée sous un nom particulier. Cette affection est moins douloureuse que la goutte, mais la tuméfaction des jointures y est plus prononcée. Un de ses caractères les plus saillants, c'est d'amener une débilité profonde et durable, et de déterminer en deux ou trois ans un affaiblissement des membres que la goutte légitime ne produirait pas dans l'espace de vingt années. (Garrod.)

Sous le nom de rhumatisme articulaire chronique, on ne doit pas entendre seulement la douleur qui persiste pendant un temps plus ou moins long dans les articulations. C'est le plus ordinairement une maladie constitutionnelle, caractérisée par des douleurs plus ou moins sourdes, et occupant une ou plusieurs articulations, avec des rémissions plus ou moins complètes. Les mouvements sont toujours assez gênés, et s'accompagnent d'un craquement très rude entre les surfaces articulaires. Le rhumatisme chronique se complique presque toujours du rhumatisme musculaire. Il est très rebelle et persiste avec une grande ténacité. Lorsqu'il est entretenu par l'action de causes permanentes, et se généralise au point de rendre tous les mouvements impossibles, des troubles viscéraux très variés surviennent, la nutrition s'altère, et les malades, depuis longtemps perclus, infirmes, déformés, finissent par succomber après de longues et horribles souffrances.

Le diagnostic différentiel de la goutte, du rhumatisme articulaire aigu et de l'arthrite rhumatoïde, est le suivant : La *goutte* est très souvent héréditaire, beaucoup plus fréquente chez les hommes, survient rarement avant la puberté, et généralement beaucoup plus tard, provoquée par la bonne chère, le vin et la bière. Une ou plusieurs des petites articulations affectées dans les premières attaques, et spécialement le gros orteil. Douleur considérable, œdème et desquammation épidermique. N'amène pas l'inflammation aiguë des tissus du cœur. Mouvement fébrile modéré, accès périodiques dans les premières attaques ; la première attaque ne dure guère que huit à dix jours ; sang riche en acide urique. Dépôt constant d'acide urique dans les cartilages et les ligaments enflammés ; amène souvent une maladie des reins, produit souvent des concrétion tophacées à l'extérieur.

Le *rhumatisme* est moins souvent héréditaire que la goutte, plus fréquent chez les femmes, plus fréquent chez les personnes jeunes, et généralement avant l'âge mûr ; se rencontre surtout chez les sujets affaiblis ; n'est pas produit par le vin, etc. ; est provoqué par les refroidissements. Les grandes articulations plus souvent envahies que les petites, et généralement plusieurs à la fois. Douleur moins intense ; œdème très rare ; cause souvent l'endocardite et la péricardite aiguës. Mouvement fébrile considérable, trop accusé pour provenir seulement de l'inflammation locale ; accès non périodiques. Les attaques durent généralement plus longtemps que celles de la goutte. Pas d'acide urique dans le sang ; aucun dépôt d'urate de soude ; cartilages non ulcérés. N'a aucune tendance à produire une maladie des reins ; ne produit jamais de tophus.

L'*arthrite rhumatoïde* est moins souvent héréditaire que la goutte ; plus fréquente chez les femmes ; aussi fréquente chez les sujets jeunes que chez ceux avancés en âge ; amenée souvent par les causes débilitantes, et quelquefois provoquée par le froid. N'est pas amenée par le vin, etc. Grandes et petites articulations affectées également ; moins de douleurs ; tuméfaction considérable, souvent un peu d'œdème. N'a pas de tendance à produire les maladies du cœur ; généralement peu de fièvre ; pas de périodicité ; la maladie est généralement progressive. Durée des attaques, indéterminée ; pas d'acide urique dans le sang, pas de dépôt d'urate de soude ; cartilages ulcérés ; n'a pas de tendance à amener une maladie des reins. Ne produit point de concrétions tophacées, mais cause souvent une tuméfaction considérable des articulations.

Il ressort de tout ce qui a été dit précédemment, que l'examen de l'urine est d'un grand secours lorsqu'il s'agit d'établir le pronostic dans certains cas de goutte ; cet examen permet en effet de reconnaître jusqu'à quel point les fonctions des reins sont lésées. Généralement, il ne suffit pas en pareil cas de rechercher la présence ou l'absence de l'albumine dans l'urine ; on doit encore s'efforcer d'apprécier autant que possible la proportion des matériaux solides excrétés par les reins, en particulier celle de l'acide urique. Le taux de cet acide devra même quelquefois être déterminé avec précision.

**DURAND** ( de Gray ),

*Lauréat de l'Ecole de Médecine et de Pharmacie, Membre correspondant de l'Institut de Londres, Chevalier de plusieurs Ordres.*

# NÉCESSAIRE

Complet pour l'analyse de l'urine, à l'usage des malades, contenant les réactifs nécessaires pour déceler les altérations pathologiques de ce liquide (diabète, albuminurie, etc.), l'analyse des sédiments (goutte, gravelle), balance de précision, thermomètre, pèse-urines, microscope, capsules, éprouvettes, réchaud à esprit-de-vin, tubes, etc., etc., le tout renfermé dans une boîte ; prix . . . . . . . . . . . . . . . . 50 fr.

Ce nécessaire s'adresse surtout aux personnes non familiarisées avec l'art des manipulations chimiques. A l'aide de la notice explicative accompagnée de planches, les malades peuvent utiliser à leur grand profit les précieuses données de la pathologie urinaire et s'initier aux caractères principaux des différents composés de cette sécrétion. On ne saurait trop conseiller aux goutteux et aux graveleux de répéter avec soin les procédés décrits dans les premiers paragraphes de la Notice, les recherches ultérieures en seront beaucoup facilitées. Ils pourront doser le sucre et l'albumine, étudier sur eux l'action thérapeutique des eaux minérales et se rendre compte des différentes colorations anormales de l'urine, l'expérience ayant démontré que l'état des urines est un point fort important à considérer lorsqu'il s'agit du traitement de la goutte et de la gravelle.

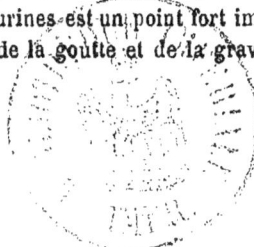

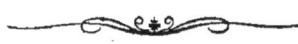

www.ingramcontent.com/pod-product-compliance
Lightning Source LLC
Chambersburg PA
CBHW050410210326
41520CB00020B/6539